Linda Bauer
Thorsten Krämer

# Corona, et maintenant?

Linda Bauer
Thorsten Krämer

# Corona, et maintenant?

## Ce que vous devez savoir sur le coronavirus

Éditions universitaires européennes

**Imprint**



Cover image: www.ingimage.com

This book is a translation from the original published under ISBN 978-620-0-66260-6.

Publisher:
Éditions universitaires européennes
is a trademark of
Dodo Books Indian Ocean Ltd. and OmniScriptum S.R.L publishing group

120 High Road, East Finchley, London, N2 9ED, United Kingdom
Str. Armeneasca 28/1, office 1, Chisinau MD-2012, Republic of Moldova, Europe
Managing Directors: Ieva Konstantinova, Victoria Ursu
info@omniscriptum.com

Printed at: see last page
**ISBN: 978-613-9-55904-6**

# Table des matières

# 1. Informations générales

## 1.1 Que sont les coronaviren

Les coronavirus sont une famille de virus à ARN qui peuvent infecter à la fois les animaux et les humains, et chez l'homme, ils provoquent principalement des maladies des voies respiratoires. Ils peuvent courir comme des rhumes inoffensifs, mais peuvent aussi être mortels.

Ce nom est dû à l'aspect caractéristique, en forme de couronne, des virus corona (du latin "corona" : couronne, couronne). Les coronavirus sont également à l'origine du syndrome respiratoire aigu sévère (SRAS) et du syndrome respiratoire du Moyen-Orient (MERS). Au cours de la plus grande épidémie de SRAS à ce jour, en 2002 et 2003, 774 personnes sont mortes dans le monde. Le nouveau coronavirus qui a fait son apparition en Chine fin 2019 peut également provoquer une pneumonie grave chez les personnes infectées. En février 2020, le virus a été nommé SRAS-CoV-2 en raison de sa relation étroite avec le virus du SRAS. Depuis lors, la maladie causée par le virus est connue sous le nom de COVID-19, et l'évolution de la maladie va de légère à mortelle. La létalité n'a pas encore été clarifiée de manière concluante. Des vaccins contre le nouveau coronavirus SRAS-CoV-2 (d'abord connu sous le nom de 2019-nCoV) sont en cours de développement - également au DZIF.

## 1.2 Événement

**SARS-CoV-2** (Sars-CoV-2, *Severe Acute Respiratory Syndrome Coronavirus 2, "Severe* Acute *Respiratory Syndrome* Coronavirus 2" ; anciennement *2019-nCoV, 2019-novel Corona virus, nouveau Coronavirus 2019* et *Wuhan Coronavirus*) est le nom d'un coronavirus nouvellement identifié en janvier 2020 dans la ville chinoise de Wuhan, dans la province de Hubei. Le virus provoque la maladie appelée Covid-19 (pour *Corona virus disease 2019*) et est le déclencheur de la pandémie COVID-19, qui a été initialement classée par l'OMS comme une "urgence sanitaire de portée internationale" et est devenue une pandémie le 11 mars 2020. En public, le virus est généralement (après la famille de virus) appelé *nouveau coronavirus*, *nouveau coronavirus*, *coronavirus, corona* seulement, ou occasionnellement (après la maladie) comme *virus covid-19*.

Bien que l'agent pathogène appartienne également aux virus corona, il ne doit pas être confondu avec le virus corona MERS (MERS-CoV). Le MERS-CoV se produit principalement dans la péninsule arabique et provoque le syndrome respiratoire du Moyen-Orient (MERS).

## 1.3. Types et espèces de coronavirus

Les virus corona peuvent infecter à la fois les humains et diverses espèces animales et ont été découverts pour la première fois au milieu des années 60 du siècle dernier. Aujourd'hui, on connaît des centaines de types de virus à effet corona qui, selon la variante du virus, peuvent provoquer des rhumes courants et même des maladies mortelles chez l'homme. Les coronavirus SRAS et MERS faisaient partie des variantes de virus particulièrement pathogènes qui ont déclenché des épidémies à l'époque.

La maladie pulmonaire actuelle est causée par un nouveau virus corona appelé Sars-CoV-2 ou COVID-19, qui est génétiquement proche du virus du SRAS. En ce qui concerne l'origine, on suppose que les premiers patients ont été infectés sur un marché de Wuhan au début du mois de décembre 2019.

Au total, sept virus corona pathogènes pour l'homme sont connus (en février 2020) : Outre le SRAS-CoV[-1], le SRAS-CoV-2 et le MERS-CoV, il existe également le HCoV-HKU1, le HCoV-NL63, le HCoV-OC43 et le HCoV-229E ; ces quatre derniers ne provoquent toutefois que des symptômes relativement mineurs.

Des scientifiques chinois ont étudié la structure moléculaire du virus Sars-CoV-2 et l'ont comparée à celle d'autres virus à effet corona. Ils ont découvert que le virus actuel a deux brins différents : un type L et un type S.

Actuellement, le type L est celui que l'on trouve chez la majorité des personnes infectées - il s'applique à 70 %. En revanche, seulement 30 % des personnes infectées souffrent du type S, bien que les scientifiques pensent que c'est le type le plus ancien et qu'il vient de Wuhan.

Le type L s'est apparemment développé à partir du type S. Comme le type L se répand probablement plus rapidement, les scientifiques concluent qu'il pourrait être le plus agressif, comme ils l'ont soigneusement indiqué dans leur étude.

## 1.4 Vecteurs

Selon l'Institut Robert Koch, les coronavirus ont été identifiés pour la première fois au milieu des années 60. Ils peuvent infecter les humains et les animaux. Sept représentants de ce groupe sont à l'origine de maladies respiratoires chez l'homme - du simple rhume aux maladies dangereuses, voire potentiellement mortelles, comme le SRAS. Trois d'entre eux - dont le nouveau coronavirus Sars-CoV-2 - sont connus pour provoquer des symptômes graves.

On ne sait pas encore d'où vient le virus. Les chauves-souris sont considérées comme la source la plus probable du virus. Les premiers cas ont été signalés dans un marché de la ville chinoise de Wuhan, où des animaux sauvages étaient vendus. Parmi les porteurs possibles du nouveau coronavirus figurent les chauves-souris et les renards volants, qui sont consommés par les humains dans certaines régions d'Asie. Comme le virus semble bien adapté à l'homme, il se peut qu'il l'ait été auparavant, selon le virologue Christian Drosten de l'hôpital de la Charité de Berlin. Trevor Bedford, chercheur au *Centre de recherche sur le cancer Fred Hutchinson* à Seattle, travaille sur le décodage du génome du virus. Il suppose que le virus est d'abord apparu chez les chauves-souris, puis a muté et a été transmis pour la première fois à l'homme par d'autres porteurs encore inconnus vers la mi-novembre 2019.

## 1.5 Voies de transmission

Les autorités chinoises ont d'abord signalé que les patients avaient tous été infectés dans un marché aux animaux. Les virus corona se trouvent principalement dans le monde animal. Au départ, cependant, on ne supposait pas que la transmission à l'homme était probable.

La principale voie de transmission semble être l'infection par les gouttelettes. Théoriquement, les frottis et l'infection par la conjonctive des yeux sont également possibles.

**Infection** par **gouttelettes** : On peut supposer que la transmission principale se fait par gouttelettes.

**Aérosol** : aucune preuve

**Infection des lubrifiants** : a) Une transmission par frottis / infection par des surfaces contaminées n'est en principe pas exclue. On ne sait pas quel rôle elle joue. On a souvent identifié des chaînes d'infection qui s'expliquent le mieux par une transmission directe, par exemple par des gouttelettes. (b) Des échantillons de selles (3-5) positifs à la PCR ont été identifiés chez les patients COVID-19. Pour une infection par les selles, les virus doivent être capables de se répliquer, ce qui n'a pas pu être démontré jusqu'à présent.

**Les conjonctifs comme point d'entrée** : Chez trois (des 63 patients examinés) atteints de pneumonie COVID-19, les échantillons conjonctifs étaient positifs à la PCR (6). Cela ne prouve pas clairement que la conjonctive peut agir comme un portail d'entrée, mais il faut le supposer - surtout dans le domaine médical.

**Transmission verticale de la mère (infectée) à son enfant (avant, pendant et après la naissance)** : seules quelques études se sont penchées sur cette question (4, 7-11). Chez les nouveau-nés de mères COVID-positives examinés jusqu'à présent, aucune preuve de transmission n'a pu être trouvée. Il existe des rapports de cas individuels de nouveau-nés chez lesquels le SRAS-CoV-2 a été détecté, mais dans ces cas, il n'est pas clair si la transmission s'est produite pendant la grossesse, pendant la naissance ou après la naissance, de sorte qu'aucune conclusion ne peut être tirée.

Il est concevable que les sécrétions du nasopharynx contenant des virus puissent se retrouver dans des aliments ou des produits de base. Cependant, les virus ne peuvent survivre sur ces surfaces que pendant quelques jours. L'infection par des aliments et des objets qui ne sont pas à proximité directe d'un patient est plutôt improbable. L'Institut fédéral d'évaluation des risques et l'Institut Robert Koch n'ont actuellement connaissance d'aucun cas d'infection par des aliments ou des objets contaminés. Cependant, comme les virus sont détruits par la chaleur, il est conseillé de chauffer les aliments appropriés par précaution.

On sait, grâce à d'autres virus corona pathogènes pour l'homme, qu'ils peuvent survivre pendant un certain temps sur des surfaces inanimées telles que le métal, le verre ou le plastique. Le temps de survie dépend d'autres facteurs tels que la température et l'humidité ambiantes (38-40). Par exemple, dans une étude où le HCoV-229E sur du plastique a perdu son infectivité après 72 heures, le SRAS-CoV-1 est resté infectieux jusqu'à six jours sur le même milieu. En raison de la similarité structurelle entre le SRAS-CoV-1 et le SRAS-CoV-2, on peut s'attendre à une ténacité similaire pour le SRAS-CoV-2. Les désinfectants de surface dont l'activité virucide limitée a été prouvée conviennent à l'inactivation (40, 41). Les désinfectants à activité virucide PLUS et à activité virucide limitée peuvent également être utilisés (41).

## 1.6 Quelle est la contagiosité du coronavirus

Le virus se transmet facilement et est très probablement transmis par des personnes qui ne souffrent pas elles-mêmes de symptômes. L'Institut Robert Koch affirme que l'agent pathogène est beaucoup plus infectieux qu'on ne le pensait au départ. Selon les connaissances actuelles, la période d'incubation est de deux à 14 jours. Le quotidien China Daily fait état d'une période d'incubation moyenne de trois jours. Dans de rares cas, une période allant jusqu'à 24 jours peut s'écouler entre l'infection et l'apparition des premiers symptômes. Cependant, les experts ne voient actuellement aucune raison de prolonger la période de quarantaine de 14 jours, qui était auparavant habituelle.

## 1.7 Quel est le degré de dangerosité du coronavirus

La létalité décrit le nombre de cas décédés par rapport au nombre de cas (réellement) malades. Aucune donnée fiable n'est disponible à ce sujet, car le nombre réel de personnes qui tombent malades est inconnu et peut être sensiblement plus élevé que le nombre de cas déclarés (voir "Nombre réel de personnes malades"). Si le nombre réel de cas est sous-estimé par un facteur de 4,5 à 11,1 (voir "Nombre réel de cas"), cela affectera probablement principalement le nombre de cas (légers) qui ne seront pas couverts par le système de surveillance. Cela permettrait probablement aussi de réduire la mortalité (qui est plus proche de la réalité) par un facteur similaire.

Bien que le nouveau virus SRAS-CoV-2 (anciennement 2019-nCoV) appartienne au même type de virus que le SRAS, il s'agit d'une variante différente selon le chercheur en virus Christian Drosten (directeur de l'Institut des virologistes de la Charité de Berlin). Le nombre de cas actuels dépasse de loin celui de la pandémie de sars en 2002/2003, où un total de 8 000 personnes ont été diagnostiquées avec l'infection, dont environ un sur dix est décédé. - Plus de 78 000 personnes en Chine sont tombées malades du nouveau virus SRAS-CoV-2 à ce jour, et 2 715 sont mortes des effets du virus (au 26.02.2020). Tous les morts viennent de la province de Hubei. Selon les autorités, les décès touchent principalement des personnes âgées, dont certaines présentent des pathologies préexistantes graves.

Lors de la conférence de presse sur la COVID-19 du 3 mars 2020, le directeur général de l'OMS a parlé de 90 893 cas de COVID-19 signalés et de 3 110 décès dans le monde, avec un taux de mortalité de 3,4 %.

En revanche, une étude de Mike Famulare, de l'*Institute for Disease Modeling,* citée par l'OMS, a estimé que le taux de mortalité réel des personnes infectées par la COVID-19, c'est-à-dire la probabilité statistique qu'une personne infectée meure indépendamment de ses caractéristiques individuelles, se situe entre 0,4 et 2,6 %, la valeur la plus probable étant de 0,94 %.
Dans la suite, d'autres études sont citées qui donnent des indications sur la létalité.

Selon une étude épidémiologique portant sur 99 cas hospitalisés, au 25 janvier 2020, 11 % des personnes étaient décédées, 31 % avaient obtenu leur congé et 58 % étaient toujours hospitalisées. Cette étude est une première indication que la mortalité des patients hospitalisés est d'environ 11 %.

Une étude publiée au préalable le 2 février 2020 a estimé la létalité des cas confirmés. Tant le délai entre l'apparition des premiers symptômes et le diagnostic (5,1 jours, IC à 95 % : 3,5-7,5) que le délai entre l'apparition des premiers symptômes et le décès (15,2 jours, IC à 95 % : 13,1-17,7) ont été pris en compte. Dans le 1er scénario, l'épidémie a été calculée sur la base du patient index du 8 décembre 2019 et une létalité de 4,6% (IC 95% : 3,1-6,6) a été calculée. Dans le 2e scénario, une épidémie a été simulée sur la base des cas exportés vers d'autres pays et un taux de létalité de 7,7% (IC 95% : 4,9-11,3%) a été calculé. Les auteurs soulignent que la létalité pourrait être plus faible en raison de cas non diagnostiqués.

Une étude de cas réalisée dans un hôpital de Wuhan décrit 138 patients atteints d'une pneumonie radiologiquement et virologiquement confirmée causée par le SRAS-CoV-2 du 1er janvier au 2 février 2020. Environ un quart des patients ont reçu des soins intensifs, principalement en raison d'un syndrome de détresse respiratoire aiguë. Cela nécessite une ventilation invasive dans environ la moitié des cas. L'âge médian des patients en soins intensifs était de 66 ans, soit nettement plus que le reste des patients dont l'âge médian était de 51 ans. À la fin de l'étude, environ 65 % des patients étaient encore à l'hôpital. Parmi les patients, 40 membres du personnel de l'hôpital ont été infectés et 17 patients de l'hôpital ont été infectés dans l'établissement. La plupart des patients ont reçu de l'oseltamivir et des antibiotiques. 4,3 % des patients sont morts à la fin de l'étude. Environ la moitié a reçu des corticostéroïdes. Les auteurs ont décrit cette thérapie antivirale d'après leurs observations comme non efficace.

La *mission conjointe OMS-Chine* en Chine, utilisant des données de Wuhan et d'autres régions, a conclu le 24 février 2020 que 2 à 4 % des personnes infectées sont mortes à Wuhan, et 0,7 % dans d'autres régions chinoises.

# 2. L'évolution de la maladie et le diagnostic

## 2.1. Les symptômes

Une infection par le nouveau coronavirus peut entraîner des signes de maladie tels que fièvre et toux. Le froid, l'essoufflement, les douleurs musculaires et articulaires, les maux de gorge et de tête ont également été signalés. Certaines personnes souffrent de nausées/vomissements et de diarrhées.

L'évolution de la maladie est très variable, allant d'une progression asymptomatique à une pneumonie grave avec insuffisance pulmonaire et décès. Par conséquent, aucune déclaration généralement valable ne peut être faite sur l'évolution "typique" de la maladie. Parmi les cas cumulés enregistrés en Chine (n = 55 924 cas confirmés en laboratoire ; statut au 20.02.2020), la fièvre et la toux sont les symptômes les plus fréquents (figure 1). Environ 80 % des maladies étaient légères à modérées. "Léger à modéré" désigne les patients atteints ou non de pneumonie, sans détresse respiratoire, avec un niveau de saturation en oxygène du sang supérieur à 93 % et sans infiltrats pulmonaires (diagnostiqués par tomodensitométrie) affectant plus de la moitié des poumons (12). Quatorze pour cent d'entre eux présentaient des symptômes graves (essoufflement, saturation en oxygène inférieure à 94%, ou infiltrations pulmonaires affectant plus de la moitié des poumons) mais ne mettaient pas leur vie en danger, et dans 6% des cas, l'évolution clinique était critique pour mettre leur vie en danger (avec insuffisance pulmonaire, choc septique ou défaillance de plusieurs organes). En dehors de Wuhan/Hubei et de la Chine, on observe que la proportion de cours de niveau moyen est supérieure à 80%. La proportion de maladies graves dépend également de la manière dont les cas ont été identifiés. Bi a indiqué que la proportion de cas graves n'était que de 3% lorsqu'ils étaient détectés par la recherche des contacts (13).

### 2.1.1. Niveau de gravité

Classification clinique en fonction de la gravité :

- Facile et peu compliqué (symptômes légers)
- Modérée (pneumonie légère)
- Pneumonie sévère, définie par une fièvre ou une infection respiratoire suspectée et soit une fréquence respiratoire > 30/min, un essoufflement sévère ou une SpO2 <90% dans l'air ambiant.
- Critique (SDRA, septicémie, choc septique)

Au début de la maladie, la plupart des patients présentent les symptômes suivants (individuellement ou en combinaison) :

- Principalement
  - Fièvre
  - Fatigue générale et fatigue
  - Toux, productive et improductive, éventuellement dyspnée
- Occasionnellement :
  - maux de tête et membres douloureux
  - Rhinite
  - la diarrhée du passereau
- rarement des maux de gorge

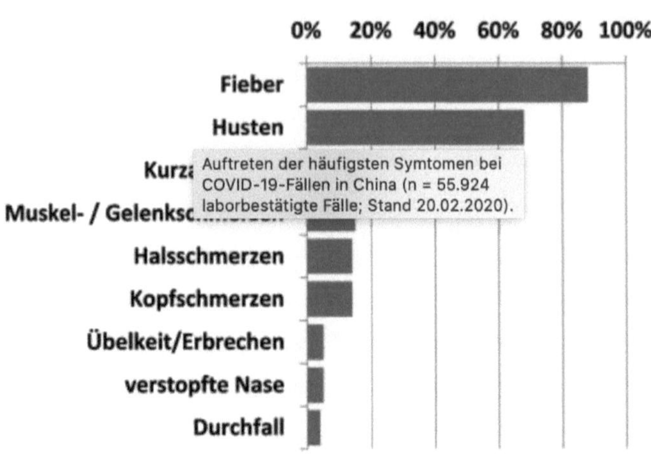


Abbildung 1: Auftreten der häufigsten Symtomen bei COVID-19-Fällen in China (n = 55.924 laborbestätigte Fälle; Stand 20.02.2020) (12).

Quelle: *Robert Koch-Institut*

## 2.1.2 Période d'incubation

La période d'incubation indique le temps écoulé entre l'infection et le début de la maladie. Selon les informations de l'Institut Robert Koch, la période d'incubation peut durer jusqu'à 14 jours. Il existe également des rapports de chercheurs chinois qui prolongent la période d'incubation possible jusqu'à 24 jours. Une analyse des 425 premiers cas signalés à Wuhan montre une période d'incubation de 5,2 jours en moyenne et un âge moyen de 59 ans. Les auteurs supposent que des transmissions interhumaines ont déjà eu lieu à proximité du marché aux poissons à la mi-décembre 2019. Une évaluation statistique de plusieurs rapports d'infections dans un ménage ou dans d'autres zones étroites définies dans l'espace (appelées grappes) donne une période d'incubation de 5 à 6 jours en moyenne.

L'intervalle sériel définit l'intervalle moyen entre le début de la maladie d'un cas infectieux et le début de la maladie d'un cas infecté par celui-ci. L'intervalle sériel est généralement plus long que la période d'incubation, car l'infection ne se produit généralement que lorsqu'un cas est devenu symptomatique. L'intervalle sériel était de 7,5 dans une étude portant sur 425 patients en moyenne (médiane) et d'environ quatre jours dans une autre étude, basée sur l'analyse de 28 paires infectées/infectées.

L'infection d'autres personnes pendant la période d'incubation est possible malgré un état de santé confortable. Les tests de charge virale sanguine sur des patients individuels suggèrent que certains patients peuvent continuer à être temporairement infectieux même pendant le processus de guérison avec une amélioration clinique. Le rapport de cette publication, qui repose sur l'hypothèse d'un patient index chinois asymptomatique, a été réfuté par les recherches de la revue *Science* et remis en question par l'Institut Robert Koch. Dans un groupe de 126 personnes évacuées de Wuhan vers l'Allemagne, deux patients ont présenté des résultats positifs à la RT-PCR de l'écouvillon de gorge, qui ne présentaient aucun symptôme ou seulement des symptômes très peu spécifiques. On y décrit également le cas d'un garçon de dix ans subjectivement asymptomatique à Shenzhen, dont la numération globulaire et les signes d'inflammation sont passés inaperçus en laboratoire. Cependant, un examen plus approfondi a révélé des résultats radiologiques compatibles avec une pneumonie, et de l'ARN viral a été détecté dans le prélèvement de gorge.

En outre, il existe un autre rapport de cas de Guangzhou concernant deux personnes asymptomatiques infectées par un virus détecté dans le nasopharynx. Les auteurs ont explicitement souligné le danger de la propagation du virus par des patients ne présentant pas de symptômes aux premiers stades de l'infection. Les mesures de la charge virale dans la sécrétion nasopharyngée ont révélé une charge virale similairement élevée entre les patients symptomatiques et asymptomatiques. Sur la base d'études quantitatives sur la sécrétion du nasopharynx chez les patients présentant des symptômes très légers, les chercheurs du département de virologie de la Charité et de l'Institut de microbiologie des forces armées allemandes ont conclu que même les symptômes très légers de la maladie sont déjà hautement infectieux. L'Institut Robert Koch a également fait état de cas individuels dans lesquels les malades ont pu contracter la maladie auprès de personnes infectées qui n'avaient pas encore présenté de symptômes spécifiques ou qui n'en présentaient pas. Une étude de cas chinoise portant sur six patients dans une famille arrive à la même conclusion. La patiente 1 a infecté ses cinq proches avec le SRAS-CoV-2 sans présenter elle-même de symptômes. En raison de la maladie dans la famille, elle était également isolée et sous surveillance médicale. Le virus a été détecté par RT-PCR dans son cas après 17 jours négatifs, après 19 jours positifs et après 25 et 30 jours négatifs à nouveau. Plusieurs patients ont à nouveau développé une charge virale détectable après une guérison clinique et un test PCR négatif. Il n'est pas clair s'il s'agit d'une réinfection ou d'une réactivation du virus. Une réinfection dans les cas spécifiquement signalés au Japon est maintenant fortement mise en doute par les principaux virologistes.

## 2.2 Différences : coronavirus - grippe - rhume

Les virus corona communs provoquent généralement un rhume accompagné de toux et d'autres symptômes respiratoires. Les premiers symptômes sont similaires à ceux de la grippe. Mais le nouveau virus corona n'affecte que les voies respiratoires inférieures, de sorte que ces virus ne provoquent pas de rhume. Mais d'autres coronavirus peuvent également provoquer de graves infections des voies respiratoires inférieures et entraîner une pneumonie. Le nouveau coronavirus semble conduire à une évolution plus sévère.

Les trois maladies ne sont pas si faciles à distinguer. Le covide-19 peut se manifester par de nombreux symptômes non spécifiques. Le plus souvent, les voies respiratoires inférieures semblent être touchées. Les principaux symptômes sont la fièvre, la toux et l'essoufflement. Dans les cas graves, une pneumonie peut survenir. En revanche, les maux de gorge et les éternuements sont moins fréquents.

La grippe s'installe très soudainement. Les symptômes typiques sont une toux sèche et une fièvre soudaine, souvent élevée, une forte sensation de maladie ainsi que des maux de tête, des douleurs musculaires et articulaires. Pour le profane, cependant, il est difficile de la distinguer d'une infection COVID-19. Une indication importante est donc un éventuel contact antérieur avec une personne souffrant du virus corona. Seul le test de détection du virus corona peut fournir un résultat fiable.

Le rhume, en revanche, arrive insidieusement, avec un mal de gorge, une toux visqueuse, une température légèrement élevée, de la fatigue et des maux de tête légers à modérés. La toux vient généralement plus tard. Les personnes qui ont un rhume ne se sentent pas aussi faibles que celles qui ont la grippe.

DW

**Symptome von COVD-19, Grippe und Erkältung**

| Symptome | COVID-19 | Grippe | Erkältung |
|---|---|---|---|
| Trockener Husten | +++ | +++ | + |
| Fieber | +++ | +++ | - |
| Schnupfen | - | ++ | +++ |
| Halsschmerzen | ++ | ++ | +++ |
| Atemnot | ++ | - - | - - |
| Kopfschmerzen | ++ | +++ | - |
| Gliederschmerzen | ++ | +++ | +++ |
| Niesen | - - | - - | +++ |
| Schlappheit | ++ | +++ | ++ |
| Durchfall | - | ++ | - - |

+++ Häufig ++ Manchmal + Wenig - Selten - - Nicht

Source: WHO, CDC

## 2.3. Le diagnostic

En fonction de la gravité du tableau clinique, outre le diagnostic de COVID-19, divers diagnostics différentiels doivent également être envisagés (par exemple, la grippe, d'autres virus respiratoires, les surinfections bactériennes). Le SARS-CoV-2 est détecté par PCR à partir d'un écouvillon de gorge profonde, d'expectorations ou d'eau de rinçage du pharynx. En cas de résultat négatif et de suspicion clinique urgente, un deuxième échantillon doit être testé. Chez les patients en phase avancée de la maladie (pneumonie, SDRA), l'écouvillon de gorge peut déjà être à nouveau exempt de virus alors que la charge virale infectieuse existe encore dans les voies respiratoires inférieures, de sorte que le prélèvement de la sécrétion trachéobronchique (aspiration, pas de LBA) peut être nécessaire. Le sang et l'urine sont considérés comme non infectieux chez les patients atteints de COVID-19.

Souvent, on observe une leucopénie avec lymphopénie, thrombopénie, ainsi qu'une augmentation des taux de CRP, de transaminases et de LDH. Cependant, il est rare que la procalcitonine augmente légèrement ou tout au plus légèrement. Les élévations de troponine sont probablement une expression fréquente de la cardiomyopathie associée à la COVID19, rarement de l'infarctus du myocarde.

### 2.3.1. Échantillon de matériel

1. **Pour les diagnostics sur COVID-19 (www.rki.de/covid-19-diagnostik) :**

- Détection de l'agent pathogène par PCR à partir d'un écouvillon nasal/pharyngien profond, d'eau de rinçage du pharynx, d'expectorations et/ou de sécrétions trachéobronchiques, à répéter si nécessaire en cas de résultat négatif et de suspicion persistante (voir ci-dessus) CAVE : Génération d'aérosols

- Les sérologies ne sont pas systématiquement disponibles à des fins de diagnostic en dehors des études ; l'analyse d'échantillons de sérum pour une évaluation ultérieure peut être utile

2. **Pour un examen bactériologique de diagnostic différentiel :**

- Réduction de plusieurs hémocultures (chacune aérobie + anaérobie) à E+R
- Expectorations, BAL, sécrétion trachéobronchique sur E+R
- Diagnostic urinaire pour les pneumocoques, les légionelles

**3. un diagnostic plus approfondi :**

- Prélèvements sanguins avec numération globulaire, chimie clinique en fonction de l'évolution de la maladie.

## 2.3.2. L'imagerie

Lors d'une radiographie pulmonaire classique, les changements deviennent visibles chez 50 à 60 % des patients. Lors de l'examen tomodensitométrique du poumon, des modifications sont constatées dans environ 85% des cas, au sens de verre de lait, de compressions bilatérales ou, plus rarement, de compressions unilatérales et/ou de prolifération de dessins interstitiels.

# 3. Les personnes et groupes à risque concernés

## 3.1 Personnes concernées

Les virus corona peuvent infecter à la fois les humains et diverses espèces animales et ont été découverts pour la première fois au milieu des années 60 du siècle dernier. Une évaluation des articles scientifiques anglais et chinois publiés à la mi-février 2020 conclut que tous les groupes de population peuvent être infectés. Parmi les personnes infectées, 72% avaient 40 ans ou plus et 64% étaient des hommes. 40 % des patients souffraient de maladies chroniques telles que le diabète sucré et l'hypertension artérielle.

Selon l'Institut Robert Koch, les personnes de plus de 60 ans et les personnes souffrant de maladies sous-jacentes sont les plus à risque de développer une maladie grave. Les maladies sous-jacentes à haut risque sont, par exemple, les maladies cardiovasculaires chroniques, les maladies pulmonaires ou les troubles du métabolisme. La plupart des décès en Chine à ce jour surviennent chez les personnes de plus de 80 ans, les hommes étant plus fréquemment touchés que les femmes. L'OMS indique que la maladie est relativement rare chez les enfants et qu'elle est généralement bénigne. Seule une très faible proportion des enfants et des adolescents infectés sont gravement ou gravement malades. Cependant, la base de données n'est pas encore suffisante pour déterminer si les enfants sont généralement moins sensibles au virus. Selon l'OMS, les femmes enceintes ne semblent pas présenter un risque accru d'évolution grave de la maladie.

Dans une étude de suivi de la maladie virale MERS, d'une gravité similaire, qui se manifeste principalement dans les pays arabes et qui attaque également les poumons, le tabagisme a été identifié comme un facteur de risque indépendant. L'Institut Robert Koch (RKI) arrive à la même conclusion dans son dernier résumé sur COVID-19 sous la rubrique "Groupes à risque pour les parcours difficiles".

L'autorité chinoise de contrôle des maladies CCDC a évalué toutes les données disponibles sur les cas de maladie COVID-19 en Chine jusqu'au 11 février 2020 et les a publiées au niveau international. Sur les 44 672 cas confirmés, la répartition par groupe d'âge est la suivante : 3 % 80 ans et plus, 87 % 30-79 ans, 8 % 20-29 ans, 1 % 10-19 ans et 1 % moins de 10 ans. Parmi les personnes infectées âgées de 70 à 79 ans et plus encore parmi les personnes de 80 ans et plus, la probabilité de mourir de la COVID-19 est plus élevée que la moyenne.

### 3.1.1 Groupes à risque pour les cours sévères

L'OMS a annoncé avec son *rapport de situation - 18* du 7 février 2020 par exemple pour la Chine avec 31.211 personnes infectées confirmées 4.821 patients (15,4 %) avec des maladies graves. Au moment du diagnostic, il n'est pas encore nécessaire de savoir si le patient est gravement malade ou même s'il meurt.

Bien que des maladies graves surviennent souvent chez des personnes n'ayant jamais été malades, les groupes de personnes suivants présentent un risque accru de maladie grave :

- les personnes âgées (avec un risque d'évolution grave en constante augmentation à partir de 50-60 ans environ)
- Fumeurs
- Les personnes présentant certaines conditions préexistantes :
  - du cœur (par exemple, les maladies coronariennes),
  - les poumons (par exemple, l'asthme, la bronchite chronique), les patients atteints de maladies chroniques du foie)
  - Patients atteints de diabète sucré
  - les patients atteints de cancer.
  - Les patients dont le système immunitaire est affaibli (par exemple en raison d'une maladie associée à une déficience immunitaire ou de la prise de médicaments qui affaiblissent le système immunitaire, comme la cortisone).

**Femmes enceintes** : a) Acquisition de l'infection : il n'existe actuellement aucune donnée sur la sensibilité des femmes enceintes à l'infection par le CoV-2 du

SRAS. En raison de l'adaptation physiologique et des changements immunologiques survenus pendant la grossesse, une sensibilité accrue à l'infection par le CoV-2 du SRAS ne peut être exclue. (b) La gravité de la progression de la maladie chez les femmes enceintes : Il n'existe à ce jour que quelques études dans lesquelles des femmes enceintes ont été examinées avec COVID-19 (7, 9, 11, 15, 16). Ces études disponibles, ainsi que les résultats du rapport de la "Mission conjointe OMS-Chine sur les maladies à coronavirus 2019" (12) ne donnent aucune indication d'une évolution plus grave de la COVID-19 chez les femmes enceintes que chez les personnes non enceintes. Il se peut qu'un risque accru d'évolution grave ne puisse être étudié de manière fiable que dans le cadre d'études de population. Pour plus d'informations, notamment sur le COVID-19 pendant la grossesse, voir la FAQ RKI.

Dans une étude portant sur neuf patientes qui avaient souffert d'une infection par le SRAS-Cov2 au cours du dernier tiers de leur grossesse, les neuf enfants ont tous été déclarés exempts de virus après la naissance par césarienne. Les auteurs de l'étude ont conclu que le virus n'était pas transmis dans l'utérus. Au 6 février 2020, les autorités sanitaires chinoises n'avaient enregistré que neuf nourrissons chez lesquels une détection positive du virus avait été constatée. Les auteurs de l'étude ont considéré qu'un nombre élevé d'enfants présentant peu de symptômes ainsi qu'un déficit dans le système de déclaration étaient des causes possibles de ce faible nombre.

**Les enfants à naître** : Jusqu'à présent, il existe très peu de données sur cette question, en particulier aucune donnée à long terme, de sorte qu'aucune déclaration valable ne peut être faite sur ce sujet. En principe, une forte fièvre au cours du premier trimestre de la grossesse peut augmenter le risque de complications et de malformations.

**Enfants** : très peu de données sont disponibles sur le développement des enfants. Selon des études antérieures, le cours chez les enfants semble être plutôt léger et peu spécifique.

# 4. Les mesures de protection

Afin de pouvoir se protéger au mieux contre l'infection par la nouvelle maladie pulmonaire chinoise appelée "Covid-19", il faut savoir comment se produit une infection : le virus SRAS-CoV-2 (précédemment appelé temporairement 2019-nCoV) se transmet de personne à personne. Les virus corona se transmettent par des gouttelettes lorsqu'on tousse, par exemple, ou par un frottis lorsqu'on touche des objets contaminés sur lesquels se trouvent des virus, comme les poignées de porte ou les interrupteurs, puis qu'on se touche la bouche, le nez ou les yeux. Toutefois, on ne sait pas si les virus à effet corona sont infectés par l'intermédiaire d'objets.

## 4.1 Une hygiène correcte

Comme pour la grippe et d'autres maladies respiratoires, le respect des règles en matière de toux et d'éternuement et une bonne hygiène des mains protègent contre la transmission du nouveau coronavirus, notamment en se lavant les mains au savon pendant au moins 20 secondes : avant et après avoir mangé, avant et après un contact avec d'autres personnes, après avoir éternué ou toussé. Outre une bonne hygiène des mains, il faut également se tenir à distance des personnes qui toussent et éternuent. Il convient également d'éviter de serrer la main.

### 4.1.1. Observer des règles de conduite en cas de toux et d'éternuements

Les personnes concernées doivent protéger les autres en éternuant et en toussant dans le creux de leur bras. Tous ceux qui ont un rhume devraient de toute façon s'en tenir à cette étiquette :

- Toute personne qui doit tousser ou éternuer doit se tenir à au moins 1,5 mètre des autres personnes et se détourner.

- Utilisez un mouchoir jetable et ne l'utilisez qu'une seule fois. Les mouchoirs en papier usagés ne doivent pas être simplement jetés dans la poubelle ouverte, mais doivent être collectés, par exemple, dans un sac en plastique refermable ou dans une poubelle avec couvercle, puis jetés. Ne pas laver les mouchoirs utilisés à moins de 60 degrés.
- Si vous devez éternuer et que vous n'avez pas de mouchoir, il est préférable d'éternuer dans le creux de votre bras.
- Lavez-vous soigneusement les mains après vous être mouché, avoir éternué ou toussé.
- Porter des masques chirurgicaux : les personnes infectées réduisent le risque d'infection pour les autres grâce aux propriétés filtrantes des masques.

## 4.2 Désinfection

Une désinfection de base des surfaces dans sa propre maison n'est généralement pas nécessaire, mais peut être utile, tout comme la désinfection des mains, s'il y a des personnes malades dans la maison. Sinon, il suffit de se laver soigneusement les mains avec du savon. Il existe de nombreux désinfectants, mais tous ne sont pas efficaces contre les coronavirus. Il ne suffit pas de dire qu'il tue 99 % de toutes les bactéries. La protection contre les virus doit être explicitement mentionnée. L'Institut Robert Koch donne un aperçu des désinfectants testés et de leur application. Il existe trois catégories. La première catégorie est "virucide limité", la deuxième "virucide limité PLUS" et la troisième "virucide simple". Pour les coronavirus, la variante la plus basse, c'est-à-dire "virucide limité", est suffisante. Les agents de désinfection des surfaces contre les virus corona contiennent par exemple du formaldéhyde ou d'autres aldéhydes. Lors de la désinfection des surfaces, il est important de s'assurer que la solution désinfectante est utilisée sous une forme suffisamment concentrée. Des solutions alcoolisées sont utilisées pour la désinfection des mains. Pour cela, il faut prendre au moins trois millilitres de désinfectant, l'étaler complètement sur la paume des mains et le laisser agir pendant 30 secondes, puis le laisser sécher à l'air.

## 4.3. Les équipements de protection

Outre une hygiène accrue, comme le lavage fréquent des mains et l'utilisation de désinfectants, l'Institut Robert Koch recommande également des équipements de protection adaptés.
Le port d'un respirateur FFP3, de lunettes, de gants et d'une combinaison de protection pourrait faire partie de la vie quotidienne.

Dans plusieurs pays, la crainte du virus a conduit à la vente partielle des masques dans les pharmacies et les magasins de bricolage. Toutefois, les avantages d'un tel masque sont controversés.

Si une personne souffrant d'une infection aiguë des voies respiratoires doit se déplacer dans des lieux publics, il peut être conseillé à cette personne de porter un protège-dents (par exemple un protège-dents chirurgical) pour réduire le risque d'infecter d'autres personnes avec des gouttelettes produites par la toux ou les éternuements (protection contre les corps étrangers). Les personnes qui sont en contact direct avec les patients peuvent également se protéger avec des masques chirurgicaux.

Pour une efficacité optimale, il est important que le protecteur buccal et nasal soit correctement positionné. Il doit être porté serré et changé lorsqu'il est mouillé (le protège-dents perd sa fonction dès qu'il est mouillé). Il ne doit pas être déplacé (même inconsciemment) lorsqu'il est porté. Demandez à un professionnel de la santé de vous indiquer si cette mesure est souhaitable dans votre cas particulier, quel masque vous convient et comment le mettre ou le changer correctement. Un protège-dents efficace doit répondre à des exigences appropriées. Cela inclut la perméabilité des particules et bien plus encore.

D'autre part, il n'y a pas suffisamment de preuves que le port d'un protège-dents réduit le risque d'infection pour une personne en bonne santé qui le porte. Selon l'OMS, le port d'un masque dans des situations où il n'est pas recommandé peut créer un faux sentiment de sécurité. Cela peut conduire à négliger des mesures d'hygiène essentielles telles que la bonne hygiène des mains. Cependant, ceux qui veulent protéger leur environnement de leur propre infection peuvent éviter que des gouttelettes de salive chargées de virus ne s'envolent loin de l'air qu'ils respirent en portant un masque.

L'équipement de protection comprend désormais aussi des gants de protection. Toute personne qui achète des gants doit absolument s'assurer que ces derniers sont également certifiés conformes à la norme (EN ISO 374-5:2016). Ce n'est qu'alors que les gants sont vraiment adaptés à l'épidémie de corona. L'utilisation de gants pour l'hygiène est certainement recommandée pour le personnel infirmier ou même pour les parents dans le secteur privé qui manipulent des liquides organiques et des excréments. Après tout, cela fait partie des normes d'hygiène habituelles dans les cliniques.

Lors de l'application, chacun doit être conscient que les germes restent sur les mains, même si elles sont protégées par des gants. Par conséquent, les mains ne doivent pas s'approcher du visage. La désinfection des gants est possible, mais la période d'utilisation des gants doit être aussi courte que possible, surtout en ce qui concerne le coronavirus. Les gants utilisés doivent donc être changés fréquemment et de manière professionnelle. Moyens professionnels : Ne pas toucher les zones contaminées. Néanmoins, il faut se laver les mains fréquemment par la suite et les désinfecter si nécessaire.

## 4.4 Alimentation, médicaments et remèdes domestiques

Il est concevable que les sécrétions du nasopharynx contenant des virus puissent se retrouver dans des aliments ou des produits de base. Cependant, les virus ne peuvent survivre sur ces surfaces que pendant quelques jours. L'infection par des aliments et des objets qui ne sont pas à proximité directe d'un patient est plutôt improbable. L'Institut fédéral d'évaluation des risques et l'Institut Robert Koch n'ont actuellement connaissance d'aucun cas d'infection par des aliments ou des objets contaminés. Cependant, comme les virus sont détruits par la chaleur, il est conseillé de chauffer les aliments appropriés par précaution.

- Il n'existe pas de remèdes homéopathiques et/ou naturels censés prévenir l'infection par le coronavirus.
- Il n'existe pas non plus d'autres produits préventifs censés aider "spécifiquement" ou "particulièrement bien" contre le virus.
- Les ingrédients des aliments tels que les oignons, l'ail ou le gingembre sont fondamentalement sains et peuvent nous aider à rester en forme. Cependant, elles ne sont pas utiles contre le virus de la corona, pas plus que l'huile de sésame. Les huiles qui confèrent à l'ail ses propriétés odorantes auraient des propriétés antibactériennes ou antivirales et préviendraient les infections des voies respiratoires. Comme le virus corona pénètre également dans notre corps sous forme de gouttelettes par les voies respiratoires, cet effet de l'ail est donc intéressant. Cependant, l'effet est si faible qu'il ne faut pas compter sur le tubercule mais sur de nombreuses autres méthodes, beaucoup plus efficaces, qui protègent contre l'infection par le virus corona.
- Les antibiotiques n'apportent pas de protection, ils aident seulement contre les bactéries.
- Le fait de se rincer régulièrement le nez à l'eau salée n'est pas non plus une protection éprouvée.

## 4.5 Quarantaine

Afin de prévenir au mieux la propagation du nouveau coronavirus, les autorités des différents pays touchés ordonnent la mise en quarantaine d'hôtels, de navires, de villes et même de régions entières pendant un certain temps.

La quarantaine sert à nous protéger tous contre l'infection par le nouveau coronavirus. Il s'agit d'un isolement temporaire des personnes soupçonnées d'être infectées ou des personnes qui peuvent excréter le virus.

Il existe plusieurs options de quarantaine : les personnes touchées qui ne présentent aucun symptôme ou seulement des symptômes légers peuvent généralement rester chez elles. Les patients qui doivent se rendre à l'hôpital y sont isolés. Dans certains pays, comme la Chine ou l'Italie, où l'infection se propage massivement, des villes entières sont actuellement mises en quarantaine. La loi sur la protection contre les infections est le facteur décisif pour les règlements de quarantaine.

Les patients infectés, en particulier ceux qui présentent des symptômes graves, doivent être traités rapidement et isolés temporairement. Si, par exemple, un pilote apprend qu'une personne infectée se trouve encore dans l'avion, il est tenu de dérouter l'avion vers un aéroport spécifique : En Allemagne, il existe cinq "aéroports désignés" à contacter dans ce cas. Des salles délimitées y sont disponibles pour isoler les personnes infectées. Ensuite, le service de santé publique veille à ce qu'un patient soit rapidement traité dans une clinique.

**Quarantaine domestique**

La quarantaine domestique est une mesure de précaution ciblée qui est rapidement levée dès qu'un soupçon a été écarté. Le ministère fédéral de la santé et l'Institut Robert Koch le disent clairement : il n'y a aucune raison de s'inquiéter de cette mesure de précaution.

Les autorités qualifient les cas enregistrés d'une part de "suspects d'infection" et d'autre part d'"abandons". Les mêmes règles de quarantaine s'appliquent aux deux.

**Les excréteurs** sont des personnes qui portent l'agent pathogène en elles et dont les excrétions (urine, selles, salive) peuvent donc être une source d'infection pour le grand public. Cela s'applique même s'ils ne présentent aucun symptôme de la maladie ou s'ils sont suspects.

Toute personne dont on peut supposer qu'elle a ingéré l'agent pathogène sans être malade, soupçonnée d'être malade ou avoir été éliminée est **soupçonnée d'**être **infectée**", explique l'Institut Robert Koch.

## 4.6 Règles de conduite

**C'est la meilleure façon de se protéger :**

- Lavez-vous les mains régulièrement et soigneusement. Les désinfectants peuvent être utilisés en plus du lavage des mains. Les produits appropriés sont disponibles en pharmacie. Selon l'Institut Robert Koch, il faut utiliser des désinfectants chimiques dont l'efficacité a été prouvée pour la désinfection chimique. Ils sont étiquetés comme "virucides limités" (efficaces contre les virus enveloppés), comme "virucides limités PLUS" ou comme "virucides".
- Restez chez vous autant que possible. En particulier, limiter les rencontres personnelles avec les personnes âgées, très âgées ou malades chroniques pour leur protection. Utilisez plutôt la communication par téléphone, courrier électronique, chat, etc.
- Aérez régulièrement toutes les pièces communes et évitez de les toucher, par exemple en leur serrant la main ou en les embrassant.
- Si un contact dans des lieux publics est nécessaire, veillez à garder une distance avec les autres. Cela est particulièrement important pour les personnes visiblement malades, notamment celles qui présentent des symptômes respiratoires.
- Restez à la maison si vous êtes vous-même atteint et, si nécessaire, contactez d'abord votre médecin par téléphone.
- Si une personne de votre ménage est malade, essayez de vous assurer qu'il y a une séparation physique et une distance suffisante par rapport aux autres membres du ménage.

- Travailler à domicile si possible, en concertation avec l'employeur. Les réunions doivent être courtes et de petite taille et se dérouler dans une salle bien ventilée. Gardez une distance de 1 à 2 mètres par rapport aux autres personnes et évitez tout contact personnel. Si possible, ne prenez pas vos repas dans les cantines ou les restaurants (en
au mieux seul, par exemple au bureau) et si oui, alors pas aux heures de pointe.
- Si possible, n'utilisez pas les transports publics, mais préférez le vélo, la marche ou votre propre voiture.
- Mettez des masques chirurgicaux (masques bucco-nasaux) : Cela est utile en présence de personnes infectées, mais pas dans les lieux publics. Les masques doivent alors être portés de façon serrée.
- Si possible, évitez les voyages privés et professionnels, par exemple en autocar, en train, en bateau ou en avion.
- Évitez également de vous rendre à des événements majeurs ou dans des lieux où il y a une grande affluence de personnes (par exemple, des manifestations sportives, des piscines, des centres commerciaux, des théâtres, des clubs, des concerts, etc.)
  Ne visitez les institutions publiques que dans la mesure où cela est absolument nécessaire (par exemple, bureaux, administrations, autorités).
- Évitez si possible les visites dans les pubs, les cafés et les restaurants et reportez si possible les grandes fêtes privées, et sinon respectez strictement les règles d'hygiène.
- Ne faites pas vos achats aux heures de pointe, mais lorsque les magasins ou les pharmacies sont moins fréquentés ou utilisent des services de ramassage et de livraison.
- Aidez ceux qui ont besoin d'aide ! Fournir de la nourriture et des produits de première nécessité aux personnes âgées, aux parents ou aux voisins âgés

ou souffrant de maladies chroniques, ainsi qu'aux personnes seules et dans le besoin.

**L'Organisation mondiale de la santé (OMS) recommande en outre**

- Évitez de vous toucher les yeux, le nez ou la bouche ;
- Restez à la maison lorsque vous vous sentez malade (sauf pour consulter un médecin), même si vous avez des symptômes légers (comme un écoulement nasal ou des maux de tête) ;
- En cas de fièvre, de toux et d'essoufflement, consultez un médecin et appelez d'abord.

Si une personne ne peut actuellement pas reporter un voyage en Chine ou dans d'autres zones à risque de corona pour des raisons professionnelles ou d'autres raisons urgentes, il est important de suivre toutes les mesures recommandées pour se protéger contre l'infection par le nouveau virus.

## 10 Verhaltensregeln, die Sie jetzt wegen des Coronavirus beachten sollten

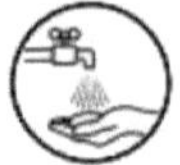

**Hände waschen**
Regelmäßig und gründlich, mit Wasser und Seife, mindestens 20 Sekunden

**Hustenetikette beachten**
Husten und niesen Sie nicht in die Hand, sondern in die Armbeuge

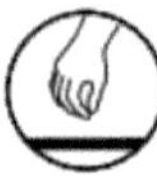

**Oberflächen nicht anfassen**
Alternativ im Fahrstuhl etc. mit einem Stift auf den Knopf drücken oder Treppen steigen und mit dem Arm die Türen öffnen

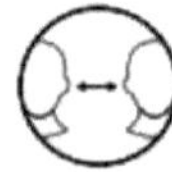

**Abstand zu anderen Menschen**
Auch wenn diese keine Symptome zeigen, Abstand zu Menschen halten (eineinhalb Meter sind ausreichend)

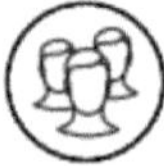

**Menschenmengen meiden**
Konzerte, Messen und andere Großveranstaltungen erhöhen das Ansteckungsrisiko

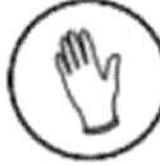

**Auf Händeschütteln verzichten**
Begrüßen Sie Menschen lieber durch ein freundliches Winken mit eineinhalb Metern Abstand

**Nicht direkt zum Arzt**
Wer sich krank fühlt, sollte lieber zu Hause bleiben und den Arzt zunächst telefonisch kontaktieren

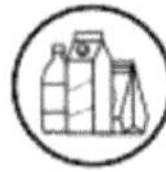

**Einige Vorräte lagern**
Hamsterkäufe sind nicht nötig. Es ist aber sinnvoll, einige Vorräte an haltbaren Lebensmitteln für ein paar Tage zu Hause zu haben

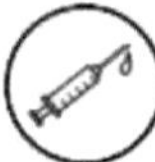

**Impfen**
Es gibt zwar noch keinen Impfstoff gegen das Coronavirus SARS-CoV-2, Um eine Doppelinfektion zu verhindern, ist es aber sinnvoll, sich gegen Grippe impfen zu lassen (empfohlen für Schwangere, über 60-Jährige und chronisch Kranke)

**Ruhe bewahren**
Die Infektion verläuft in den meisten Fällen harmlos

t-online.de

# 5. Les méthodes de traitement

Il n'existe actuellement aucune thérapie ciblée contre le virus. Le traitement de la maladie est symptomatique. Une fois le diagnostic établi, l'alitement et l'administration de fluides par voie intraveineuse sont souvent ordonnés. Des préparations à base de cortisone contre l'inflammation et le gonflement peuvent également être administrées. Selon la gravité de l'évolution de la maladie, des mesures de soutien telles que l'administration d'oxygène, l'équilibrage du bilan hydrique et l'administration d'antibiotiques en cas d'infections bactériennes accompagnant la maladie sont utilisées à la place. En outre, toutes les maladies ne progressent pas de manière grave après une infection par COVID-19. Dans les cas qui ont été connus en Allemagne, les symptômes du rhume ont été jusqu'à présent le principal sujet de préoccupation.

Jusqu'à présent, il n'y a pas d'agents antiviraux qui agissent contre la maladie ni de protection vaccinale. Les premières analyses suggèrent que le nouveau virus présente des similitudes structurelles avec le virus Sars et utilise également des sites de liaison similaires dans le corps pour l'amarrage. Les virologistes de l'hôpital de la Charité à Berlin ont mis au point le premier test de diagnostic qui permet d'établir un diagnostic rapide en cas de maladie par le virus.

## 5.1 Types de thérapies et de mesures

### 5.1.1 Mesures générales pour les soins hospitaliers

- Traitement restrictif des fluides (car cela peut aggraver l'oxygénation), optimisation nutritionnelle
- Surveillance étroite des paramètres vitaux pour détecter les progressions graves à un stade précoce
- Prise en compte des comorbidités (thérapies nécessaires à long terme, restrictions des thérapies ?)

- Administration d'oxygène (nasal, masque, éventuellement à haut débit), selon les besoins, viser une SpO2 > 90% chez les adultes non enceintes, > 92 - 95% chez les femmes enceintes (directives de l'OMS) CAVE : Formation d'aérosols à haut débit d'oxygène
- Suivi régulier des paramètres de l'inflammation, de la fonction rénale, des valeurs hépatiques, de la coagulation. La poursuite de l'imagerie dépend de l'évolution clinique.
- Si nécessaire, collecte de plusieurs hémocultures (chacune aérobie + anaérobie)
- Matériel respiratoire en fonction de l'évolution clinique (E+R, CoVID-19) -> selon l'OMS-
- Ligne directrice tous les 2-4 jours Diagnostics concernant la COVID-19

### 5.1.2 Thérapie antivirale

De nombreuses thérapies antivirales sont en cours de discussion dans le contexte du SRAS-CoV2, notamment par l'OMS. À l'heure actuelle, il y a encore trop peu de données disponibles pour faire une recommandation de thérapie en Allemagne. L'utilisation d'une thérapie antivirale ne doit donc être envisagée que dans les formes graves de la maladie, au cas par cas. Même pour les formes graves de COVID-19, il n'y a pas suffisamment de preuves pour recommander une thérapie. C'est pourquoi, avant d'entreprendre une thérapie antivirale en tant que tentative individuelle de guérir la maladie, il faut soigneusement peser le rapport bénéfice/risque. Il est préférable que les patients soient traités dans le cadre d'études cliniques.

Le groupe de travail permanent des centres de compétence et de traitement des maladies causées par des agents hautement pathogènes (STAKOB) participe avec ses centres aux études cliniques. Dans le cas de patients gravement atteints, il convient de prendre contact avec les centres du STAKOB pour discuter des cas individuels et donner des conseils sur les éventuelles thérapies complémentaires.

Les coordonnées de tous les centres de la STAKOB sont disponibles sur le site www.rki.de/stakob. En cas d'urgence, l'Institut Robert Koch/IBBS peut fournir des médicaments expérimentaux pour un essai de guérison individuel.

### 5.1.3 Antibiotiques

En cas de suspicion de surinfection bactérienne et/ou d'évolution septique, une antibiothérapie calculée doit être mise en place immédiatement, en cas de septicémie dans l'heure qui suit. En l'absence de détection de l'agent pathogène et de procalcitonine normale, l'antibiothérapie doit être interrompue dans les 48 heures. L'administration d'antibiotiques prophylactiques sans preuve d'infection bactérienne n'est pas recommandée.

### 5.1.4 Autres thérapies

Pas d'administration de corticostéroïdes sans indication claire. Dans le traitement des patients atteints d'une maladie grave et critique, les points suivants doivent être régulièrement réévalués :

- Administration précoce d'oxygène, éventuellement par ventilation non invasive ou invasive,
- ECMO si nécessaire, contact précoce avec le centre régional de l'ECMO
- Conseils pour les situations de ventilation difficiles
- Reconnaître et traiter les complications éventuelles à un stade précoce
- Prévention des infections secondaires
- Traitement de la septicémie selon les directives

Sur le site web de la Société allemande de médecine interne de soins intensifs (DGIIN), vous trouverez des "Recommandations pour la thérapie de soins intensifs des patients atteints de COVID-19". (www.dgiin.de)

Des conseils supplémentaires sur la prise en charge clinique des patients atteints de COVID-19 sont également disponibles sur le site web de l'OMS :

https://www.who.int/docs/default-source/coronaviruse/clinical-management-of-novel-cov.pdf

## 5.2 Existe-t-il des vaccinations contre le nouveau coronavirus ?

Il n'existe actuellement aucun vaccin disponible contre le nouveau coronavirus, bien que des progrès aient été réalisés dans son développement.

Selon l'OMS, il existe actuellement plus de 30 candidats vaccins en développement qui sont basés sur différentes plateformes (par exemple, ADN, ARN, sous-unité protéique ou vaccins vecteurs). Tous ces candidats sont actuellement en phase de développement préclinique, les développeurs individuels ayant déjà annoncé le début des essais cliniques de phase 1 en avril/mai.

En Chine, cependant, selon les médias, un premier candidat vaccin doit être testé dans le cadre d'un essai clinique à partir de la fin avril 2020. Cependant, les experts ne s'attendent pas à ce qu'un vaccin soit disponible avant la fin de l'année.

## 5.3 Médicaments thérapeutiques

Non seulement des vaccins sont développés contre la pandémie avec le coronavirus SRAS-CoV-2, mais des médicaments sont également testés.

Bien que le développement de vaccins contre le nouveau coronavirus SRAS-CoV-2 progresse à un rythme sans précédent, il est peu probable qu'ils soient disponibles pour une vaccination de masse dès 2020. L'espoir est donc de trouver des médicaments pour traiter ceux qui sont déjà infectés, des médicaments qui permettront de s'assurer que l'infection respiratoire causée par ce virus, le Covid-19, ne devienne pas mortelle et qu'elle disparaisse rapidement.

Les espoirs se concentrent en particulier sur les médicaments qui ont déjà été approuvés pour une autre maladie ou qui sont au moins en cours de développement. Il suffirait de les convertir, ce qui serait plus rapide qu'un nouveau développement de base.

En fait, un certain nombre de médicaments existants sont déjà testés pour vérifier leur efficacité contre la maladie corona actuelle. Ils appartiennent généralement à l'un des trois groupes suivants :

- **Les médicaments antiviraux ont été** développés à l'origine pour le VIH, l'Ebola, l'hépatite C, la grippe, le SRAS ou le MERS (deux maladies causées par d'autres coronavirus). Ils sont conçus pour bloquer la reproduction des virus ou les empêcher de pénétrer dans les cellules pulmonaires. Un ancien médicament antipaludique est également testé, dont l'efficacité contre les virus n'a été découverte que récemment.
- **les immunomodulateurs,** qui ont été développés, par exemple, contre la polyarthrite rhumatoïde ou les maladies inflammatoires de l'intestin. Ils sont conçus pour limiter les réactions de défense de l'organisme de manière à ce qu'elles ne causent pas plus de dommages que les virus eux-mêmes.
- **Des médicaments pour les patients pulmonaires**, qui ont été développés, par exemple, pour traiter la fibrose pulmonaire idiopathique. Ils sont destinés à éviter que les poumons du patient ne soient plus en mesure de fournir au sang suffisamment d'oxygène.

Pour plus d'informations sur les "Projets en cours pour les médicaments thérapeutiques", veuillez consulter le site : https://www.vfa.de/de/arzneimittel-forschung/woran-wir-forschen/therapeutische-medikamente-gegen-die-coronavirusinfektion-covid-19.

## 5.4 Auto-thérapie pour les coronavirus

En cas d'infection éventuelle, il ne faut en aucun cas recourir à l'autothérapie, mais contacter un médecin par téléphone et discuter du comportement.

Il n'existe pas de médicaments contre le coronavirus permettant de traiter la maladie elle-même. Les personnes concernées qui sont en quarantaine et qui souffrent des symptômes typiques peuvent recourir aux remèdes classiques contre le rhume pour soulager les symptômes.

Les substances qui ont un effet calmant sur les voies respiratoires, comme les extraits de lierre, de thym ou de mauve, aident à soulager la toux. Les sirops contre la toux à base de plantes ont également un effet expectorant. L'inhalation au-dessus d'un récipient rempli d'eau salée chaude est également une méthode éprouvée. Un apport suffisant en liquide est également important, par exemple en buvant une gorgée d'eau chaude. Les boissons gazeuses doivent être évitées car elles irritent la gorge. Un traitement médical pour la toux est un spray contenant un peu de cortisone, qui ne doit être utilisé que temporairement, et des médicaments tels que la codéine ou la paracodéine. Cependant, ils ne sont utilisés que pour les toux graves. Le fait d'éviter de fumer, une ventilation régulière et une humidité de l'air élevée soulagent également l'irritation de la toux.

La fièvre est un autre symptôme de Covid-19, et en général, à partir de 37,5 degrés Celsius, la température du corps est appelée température élevée, à partir de 38,0 degrés, c'est la fièvre. Il s'agit d'une réaction de l'organisme qui affaiblit les agents pathogènes nuisibles. Parce qu'ils se sentent moins à l'aise dans le corps au-dessus de 38 degrés.

Pour que l'organisme puisse se concentrer pleinement sur le système immunitaire, il est recommandé de suivre un régime léger et, comme pour la toux, de boire beaucoup de liquide. Si vous avez de la fièvre, vous devriez rester au lit et attendre que la fièvre s'installe au lieu de recourir à des médicaments. Les médecins déconseillent l'autotraitement à l'aspirine, par exemple. Ceux qui prennent des médicaments et se sentent mieux restent infectieux. La première épidémie de Sars-CoV-2 en Bavière a été provoquée par une Chinoise qui a soigné elle-même son mal de dos avec un médicament réduisant la fièvre, ce qui explique que l'infection n'ait pas été remarquée.

Selon la Croix-Rouge, outre le traitement de la maladie, les patients en quarantaine à domicile doivent mesurer la fièvre deux fois par jour et tenir un journal des symptômes. La mesure la plus importante en cas de maladie est cependant d'éviter absolument les contacts sociaux. Ils ne sont pas autorisés à quitter le domicile et les visites ne peuvent être reçues que pour un traitement médical.

Les conseils et les rumeurs concernant l'influence de certains médicaments sur l'infection par les coronavirus sont actuellement source d'incertitude. C'est l'avis des chercheurs et des médecins sur l'effet du paracétamol, de l'ibuprofène, etc. Outre l'ibuprofène, l'acide acétylsalicylique (ASS ; aspirine) et le diclofénac appartiennent à ce groupe de médicaments. Dans le même temps, la nouvelle s'est répandue dans les réseaux sociaux que l'ibuprofène augmente la susceptibilité à l'infection par le coronavirus. C'est ce qu'ont découvert des chercheurs de l'hôpital universitaire de Vienne. L'université s'est dissociée de cette nouvelle et a écrit sur Twitter à propos d'un faux message.

# 6. Les effets du coronavirus

## 6.1 Effets positifs

### 6.1.1 Effets généraux

La propre santé est plus appréciée. Afin d'éviter l'infection, les gens adhèrent plus strictement à des règles de conduite telles que

- Lavez-vous les mains soigneusement et régulièrement,
- gardez le plus de distance possible avec vos semblables,
- renoncer à la poignée de main
- Tousser et éternuer dans le creux de votre bras plutôt que dans la paume de vos mains

On trouve un autre constat positif dans l'aide de voisinage, par exemple en mettant de la nourriture devant la porte pour la personne infectée.

### 6.1.2 Impact sur l'environnement

**Réduire les émissions de CO2**

Certes, une étude sérieuse prouvant cela n'existe pas encore. Mais la logique a du sens : Comme de nombreuses compagnies aériennes annulent leurs vols à cause du coronavirus et que nous voyageons tous moins à l'heure actuelle, moins de CO2 nocif pour le climat est rejeté dans l'atmosphère. À cela s'ajoute l'effet des pertes de production dans l'industrie. Les images satellites de la Chine montrent déjà que la pollution par le smog autour de Pékin, par exemple, a fortement diminué parce que de nombreuses usines ont été fermées.

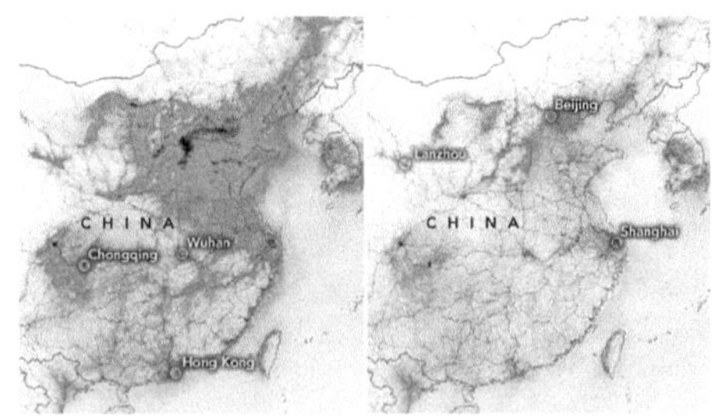

### 6.1.3 Implications politiques

**La coopération internationale se développe. Les chercheurs travaillent ensemble dans le monde entier pour trouver des solutions**

Le fait qu'un virus atteigne si rapidement tous les continents, également en raison d'une société et d'une économie énormément interconnectées au niveau mondial, nous confronte aux côtés sombres de la mondialisation. Les scientifiques du monde entier peuvent rechercher des solutions - comme un vaccin contre le SRAS-CoV-2 ou des médicaments réduisant les symptômes - et, grâce à Internet, partager leurs découvertes avec des collègues du monde entier en temps quasi réel.

L'Institut Robert Koch travaille en étroite collaboration avec de nombreuses organisations internationales, par exemple avec l'ECDC et l'OMS. Les scientifiques du RKI participent à de nombreux projets et programmes internationaux dans le but de surveiller et de rechercher des agents pathogènes, de contenir les épidémies et d'étendre les capacités des laboratoires dans les pays partenaires.

## 6.2 Effets négatifs

### 6.2.1 Effets généraux

**La panique et la peur sont très répandues : la thésaurisation des achats**

Beaucoup de gens ont peur du coronavirus et essaient de s'en procurer. En principe, il est toujours bon de garder chez soi des conserves, du papier toilette et des pâtes.

Cependant, il est également vrai que le coronavirus n'a pas encore été une catastrophe. Les consommateurs n'ont donc pas à acheter des réserves, comme le gouvernement fédéral prévoit de le faire dans un tel cas. Même en Chine ou dans le nord de l'Italie, où les infections sont beaucoup plus nombreuses qu'en Allemagne, les gouvernements n'ont pas encore déclaré de catastrophe. En outre, un goulot d'étranglement dans l'approvisionnement alimentaire est très peu probable.

### 6.2.2 Effets démographiques

**Augmentation du taux de mortalité**

Le nouveau coronavirus Sars-CoV-2 est plus mortel que la grippe, a déclaré Lothar Wieler, président de l'Institut Robert Koch, jeudi 27 février. Cependant, il a déclaré qu'il ne serait possible de dire que de combien le taux de mortalité serait réellement plus élevé après la fin de l'épidémie. Le coronavirus est particulièrement dangereux pour les personnes âgées - surtout si aucune précaution de sécurité n'est prise. Christian Drosten, virologue en chef à la Charité, craint un taux de mortalité allant jusqu'à 25 % dans la tranche d'âge des 65 ans et plus.

## 6.3 Impact économique

**Les actions et le pétrole deviennent moins chers**

Le virus corona a provoqué une grande incertitude sur les marchés financiers, les cours de nombreuses actions et les indices boursiers comme le Dax ont fortement chuté ces derniers jours. Le 9 mars, la panique s'est emparée des marchés boursiers mondiaux à cause du coronavirus. En outre, le prix du pétrole a chuté de 25 % en un jour après que l'OPEP n'ait pas pu se mettre d'accord avec la Russie sur une réduction des volumes de production. L'Arabie Saoudite a également annoncé une guerre des prix, ce qui a mis une énorme pression sur le prix du pétrole. Les investisseurs craignent une récession mondiale causée par le virus de la couronne : crash boursier et pétrolier le lundi noir : acheter ou vendre maintenant ?

Cependant, l'heure tourne pour ceux qui veulent investir dans des actions. Le moment est venu d'entrer en bourse.

Un autre effet positif du marché financier est pour les personnes qui se chauffent au pétrole. En effet, le déclin de la production en Chine réduit la demande mondiale de pétrole. En conséquence, les prix du pétrole brut ont baissé de près de dix pour cent au cours du mois dernier. Le ravitaillement en carburant est donc d'autant plus intéressant aujourd'hui.

# 7. Les anecdotes

## 7.1 Théories du complot

La propagation du coronavirus s'accompagne de théories de conspiration dans le monde entier.

### 7.1.1. la couronne a été brevetée pour rentabiliser l'éruption

Certaines personnes pleines de ressources ont découvert des brevets sur les virus corona sur Internet. La rumeur s'est rapidement répandue que le virus avait été développé en laboratoire et délibérément distribué en Chine afin de vendre le vaccin à un prix élevé.

Il existe des brevets sur les virus à effet corona, mais pas sur le type de virus qui a fait son apparition en Chine. C'est ce qu'a expliqué le virologue Matthew Friemand dans une interview accordée au site web factcheck.org. Les brevets porteraient sur une séquence de gènes du virus qui a été découverte lors de l'épidémie de SRAS en 2003. Un autre brevet porterait sur une mutation qui ne concerne que la volaille.

### 7.1.2. la corona s'est échappée du laboratoire de Wuhan

On dit même que Corona s'est échappée du laboratoire de la ville chinoise de Wuhan. C'est du moins ce que prétend un ancien agent des services secrets israéliens dans le journal américain "Washington Times". En fait, le laboratoire national de biosécurité de la Chine est situé à Wuhan.

Le laboratoire de niveau 4 pourrait en fait avoir travaillé avec le virus. Selon l'ordonnance sur les substances biologiques, il est permis d'y travailler avec des substances biologiques qui peuvent causer des maladies graves chez l'homme et présenter un risque sérieux pour les employés. Il s'agit, en théorie, d'Ebola, du SRAS, mais aussi de Corona. Cependant, on suppose toujours que le dangereux virus provient du marché des animaux sauvages de Wuhan. Toutefois, il n'existe aucune preuve fiable de ce fait.

### 7.1.3 Bill Gates est responsable de l'épidémie de coronavirus

De curieuses théories du complot mettent également le milliardaire Bill Gates (64 ans) sous les feux de la rampe. L'Institut Pirbright anglais détiendrait des brevets sur le virus corona, qui est déjà à l'origine des achats de hamsters dans la région de la Ruhr. Cet institut est soutenu par la Fondation Bill et Melina Gates. On dit maintenant dans certains forums que M. Gates devrait profiter de l'épidémie de coronavirus.

Les employés du site Politifact.com ont traqué cette théorie de la conspiration - et ont découvert : un lien entre Bill Gates en tant que personne et les brevets de l'institut ne peut être établi. Ils disent : "Au mieux, ils montrent que la fondation soutient les institutions qui travaillent à la prévention des épidémies."

### 7.1.4 Légende antisémite

Dans de nombreuses théories du complot, un scénario est esquissé selon lequel de puissants marionnettistes en arrière-plan contrôlaient la politique internationale et utilisaient également des armes biologiques, accusant souvent les Juifs dans le processus. Comme dans le cas présent : l'analyste irakien a déclaré que la famille juive Rothschild ou un "lobby sioniste" était derrière la prétendue conspiration.

En Russie et en Iran, des rumeurs se sont à nouveau répandues selon lesquelles l'épidémie était une attaque américaine avec des armes biologiques. Aux États-Unis, cependant, les théoriciens de la conspiration de droite et les militants anti-vaccins affirment que le fondateur de Microsoft, Bill Gates, et les démocrates sont impliqués dans l'épidémie.

# 8. Liste des sources

https://www.dzif.de/de/glossar/coronavirus

https://de.wikipedia.org/wiki/SARS-CoV-2

https://www.barmer.de/gesundheit-verstehen/krankheiten-a-z/coronavirus-224636

https://www.focus.de/gesundheit/news/in-l-typ-und-s-typ-coronavirus-ist-bereits-mutiert-virologe-drosten-sieht-studie-kritisch_id_11742595.html

https://www.barmer.de/gesundheit-verstehen/krankheiten-a-z/coronavirus-224636

https://www.lungenaerzte-im-netz.de/krankheiten/covid-19/was-ist-covid-19/

https://www.rki.de/DE/Content/InfAZ/N/Neuartiges_Coronavirus/Steckbrief.html#doc13776792bodyText1

https://www.deutsche-familienversicherung.de/ratgeber/artikel/coronavirus-symptome-verlauf-behandlung/

https://www.aekwien.at/coronavirus

https://www.rki.de/DE/Content/Kommissionen/Stakob/Stellungnahmen/Stellungnahme-Covid-19_Therapie_Diagnose.pdf?__blob=publicationFile

https://www.medinlive.at/wissenschaft/diskussion-um-selbsttherapie-bei-corona-infektion

https://www.derstandard.de/story/2000115678028/richtiges-verhalten-in-heimischer-quarantaene

https://www.dgiin.de

https://www.verbraucherzentrale.de/aktuelle-meldungen/gesundheit-pflege/coronavirus-wie-sie-sich-schuetzen-und-wer-sich-testen-lassen-sollte-45054

https://www.bundesgesundheitsministerium.de/coronavirus.html#c17549

https://www.einfachbewusst.de/2020/03/positive-aspekte-coronavirus-krise/

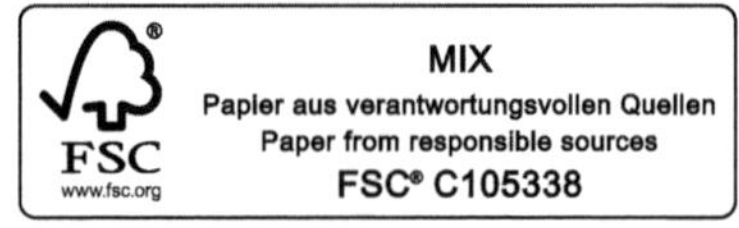


Printed by Books on Demand GmbH, Norderstedt / Germany